AF609514

ÉTUDE STATISTIQUE

SUR LA

MALADIE SYPHILITIQUE

A. Parent, imprimeur de la Faculté de Médecine, rue Mr-le-Prince, 31.

ÉTUDE STATISTIQUE

SUR LA

MALADIE SYPHILITIQUE

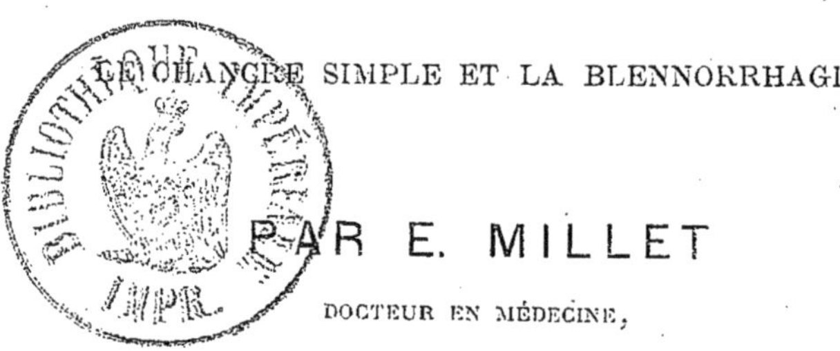

LE CHANCRE SIMPLE ET LA BLENNORRHAGIE

PAR E. MILLET

DOCTEUR EN MÉDECINE,

Ancien interne en Médecine et en Chirurgie des hôpitaux de Paris.

PARIS

ADRIEN DELAHAYE, LIBRAIRE-ÉDITEUR

PLACE DE L'ÉCOLE-DE-MÉDECINE

1866

ÉTUDE STATISTIQUE

SUR LA

MALADIE SYPHILITIQUE

LE CHANCRE SIMPLE ET LA BLENNORRHAGIE

INTRODUCTION

Ce n'est pas sans quelque hésitation que nous nous sommes décidé à soumettre à nos juges un travail purement statistique; mais des circonstances particulières nous forçant à nous éloigner hâtivement de Paris, nous avons dû nous contenter de mettre à contribution des recherches entreprises dans un autre but que celui de la thèse inaugurale. Aussi n'avons-nous d'autre ambition que celle de fournir à de plus autorisés des matériaux qui peut-être seront utiles, en raison de leur nombre et du soin que nous avons mis à les grouper.

Les observations sur lesquelles est basée cette étude statistique ont été recueillies à l'hôpital du Midi, dans le service de M. le Dr Simonet, en partie par notre excellent collègue M. Paquet, qui voudra bien recevoir ici nos remercîments, et en partie par nous.

Nous avons divisé notre travail en trois chapitres.

Dans le premier, nous nous sommes occupé de la maladie syphilitique avec ses diverses manifestations.

Le deuxième comprend l'étude du chancre simple et de ses complications.

Enfin, dans le troisième, nous avons étudié rapidement la blennorrhagie et sa principale complication, l'épididymite.

CHAPITRE PREMIER.

DE LA MALADIE SYPHILITIQUE.

La maladie syphilitique est une affection vénérienne, dans ce sens qu'elle est habituellement contractée dans l'acte vénérien.

Mais, en raison de sa nature spéciale, nous la séparons complétement des affections vénériennes proprement dites, chancre simple et blennorrhagie, dont le caractère est de naître et de rester localisées.

La syphilis, au contraire, est une maladie générale, virulente, due à l'inoculation du virus syphilitique d'un individu à un autre, ou transmise par hérédité.

Du reste, l'accident primitif de la syphilis, le chancre infectant, n'est pas le résultat immédiat de la contagion vénérienne. Son apparition est séparée de ce fait par une longue période, appelée à juste titre incubation.

Le chancre auquel on a donné le nom d'induré, d'infectant, n'est en réalité que le premier symptôme de la syphilis constitutionnelle, apparaissant en un point primitivement contaminé, et indiquant pendant longtemps la porte d'entrée de la maladie.

Au surplus, ce n'est pas seulement pour la syphilis que nous voyons le lieu de la contagion devenir le siége du premier accident, dû à l'intoxication. Dans une autre maladie virulente, la vaccine, n'observe-t-on pas, en effet, après une incubation de trois à quatre jours, le développement des pustules vaccinales sur les points même où ont été pratiquées les inoculations ?

M. Ricord, et bon nombre d'auteurs, entraînés par son immense autorité, n'admettent pas cette manière de voir. Pour eux, le chancre induré est la source de la syphilis. Le premier signe de l'intoxication syphilitique, c'est l'induration. Comme conséquence de cette loi, M. Ricord a conseillé et mis en œuvre une pratique que nous considérons comme inutile tout au moins. L'illustre syphiliographe a dit, en effet, qu'il suffit de détruire le chancre au moment où il va s'indurer pour empêcher l'infection.

« Jugez, a-t-il écrit en traitant de la cautérisation, quel bénéfice vous pouvez en attendre, lorsque, détruisant un chancre qui va s'indurer, vous tarirez du même coup la source d'une infection constitutionnelle ! De tous les chancres que j'ai vu cautériser, ou que j'ai cautérisés moi-même *du premier au quatrième jour de la contagion*, aucun n'a été suivi des symptômes propres à l'infection constitutionnelle. Il semblerait résulter de là que dans les *quatre premiers jours* qui suivent la contagion, la graine syphilitique n'a point encore poussé de racines dans l'économie, et que, si vous arrivez à temps pour la détruire, vous prévenez à coup sûr l'intoxication générale, vous tuez la vérole dans son germe. »

Pour nous, qui ne croyons pas qu'un chancre infectant puisse apparaître dans les *quatre premiers jours qui suivent la contagion*, nous interprétons facilement ces faits, en disant que les chancres cautérisés par M. Ricord ou par d'autres n'étaient que des chancres mous, ou mieux des chancres simples. Et nous sommes convaincu que, par ce traitement, on n'obtiendra absolument rien. La vérole existe dans tout l'organisme lorsque apparaît le chancre ; on ne la détruira pas en la poursuivant de place en place, mais seulement par le traitement général.

Des faits analogues à ceux de M. Ricord ne seront concluants que lorsqu'ils auront été observés sur des chancres à longue inoculation et non réinoculables au porteur.

L'école huntérienne ayant fait de l'induration le point capital, en syphilis, nous croyons devoir consacrer quelques pages à une étude spéciale de cette production.

§ I. — De l'induration.

Pour l'école huntérienne, avons-nous dit, l'induration est le symptôme capital, le signe *sine qua non* de la syphilis ; et c'est, pensons-nous, ce point de départ même qui a empêché et empêchera toujours cette école de se rallier franchement et complétement à l'idée du dualisme.

Les partisans de l'induration forcée reconnaissent bien, en effet, qu'il y a *deux variétés de chancres*, l'une locale, l'autre causant une maladie générale ; mais ils n'osent admettre l'existence de *deux origines différentes*, parce qu'ils ont vu et voient constamment des chancres mous, tout d'abord, s'indurer par la suite.

Cet acte prouve, d'après eux, que l'ulcération vénérienne est unique et fixe dans sa nature, et qu'elle produit des effets différents, suivant les divers terrains sur lesquels elle est implantée.

Pour les unicistes donc, l'induration est une manifestation de l'organisme, et non un effet local du chancre. Que si, conséquemment, les chancres indurés ne sont pas toujours suivis d'accidents syphilitiques, c'est aux heureux effets du traitement seuls qu'il faut s'en prendre. Quant aux *chancres parfaitement mous*, pendant toutes les périodes de leur existence, et produisant néanmoins des accidents de généralisation, sans nul doute ils passent inaperçus aux yeux des unicistes, à moins qu'ils ne présentent une variété d'induration qu'il n'est pas donné à chacun d'apprécier, et qui est ainsi caractérisée dans les *Leçons sur le chancre* :

« Cette variété d'induration superficielle échappe aux doigts inhabiles ou peu attentifs. Il faut savoir toucher et sentir pour bien la percevoir; il faut surtout savoir la chercher pour la découvrir. Souvent même, elle est *tellement légère, tellement superficielle*, qu'elle demande, pour être reconnue, une certaine habileté pratique. »

Pour nous, nous n'accordons pas à l'induration une telle importance, et nous croyons qu'il est possible d'établir d'une façon certaine le diagnostic de la nature intime d'une ulcération vénérienne et son pronostic d'après d'autres symptômes que l'induration, et cela même en l'absence de ce phénomène.

Nous essayerons de prouver par des faits observés

à l'hôpital du Midi combien cette opinion, qui, du reste, ne nous est pas personnelle, doit être prise en considération. Mais nous devons, tout d'abord, exprimer nettement ce qu'il faut entendre par *induration*. Pour ce faire, nous emprunterons aux *Leçons sur le chancre* les lignes dans lesquelles M. Ricord, avec son merveilleux talent d'exposition, a défini les caractères de l'induration :

« L'induration qui sous-tend la base et déborde la circonférence du chancre infectant possède, Messieurs, un caractère tout spécial qui n'appartient certainement qu'à elle, et en fait un signe véritablement *pathognomonique*. Cette induration, en effet, comme je l'ai dit et écrit tant de fois, produit au toucher *une sensation* sui generis *qu'on ne peut confondre avec aucune autre*, dès qu'on l'a une seule fois bien éprouvée. C'est la sensation d'un tissu élastique, rénitent, chondroïde, sensation qui ne ressemble en rien à celle que donne au toucher l'œdème des phlegmasies ou le tissu des cicatrices. »

Ceci posé, passons à l'étude des faits sur lesquels nous nous basons pour dire que l'induration n'a qu'un intérêt secondaire au point de vue du diagnostic de la vérole.

Ces faits sont de trois ordres :

1° Il y a des chancres *simples* parfaitement *indurés ;*

2° Il y a des chancres *infectants* non *indurés ;*

3° Il y a des chancres *infectants* parfaitement *indurés*.

La troisième proposition étant admise par tous les auteurs, nous allons essayer d'établir les deux premières à l'aide d'observations que nous rapporterons avec brièveté, mais cependant avec tous les renseignements indispensables.

PREMIÈRE PROPOSITION.

Il y a des chancres *simples* parfaitement *indurés*.

OBSERVATION Ire.

G... R..., confiseur, 24 ans; salle 7, lit n° 9.

Entré à l'hôpital du Midi le 20 janvier; exeat le 8 février.

Chancres multiples du reflet, probablement simples, mais présentant de l'induration. Un seul s'est montré d'abord, les autres sont venus par autoinoculation cinq jours après. Pas de ganglions. Dernier coït, six jours avant l'apparition du premier chancre. Avant-dernier coït, six semaines. Inoculation positive.

Pas de traitement mercuriel. Pas d'accidents.

OBSERVATION II.

B... E..., parqueteur, 26 ans; salle 8, lit n° 23.

Entré à l'hôpital le 11 avril; exeat le 16 mai.

Chancre induré ayant l'aspect d'un chancre simple, depuis un mois. Pléiade ganglionnaire inguinale double, plus marquée à gauche. Dernier coït, dix jours avant l'apparition du chancre. Avant-dernier coït, douze jours. Inoculation positive.

Pas de traitement mercuriel. Pas d'accidents.

Observation III.

A... L..., maréchal, 41 ans ; salle 8, lit n° 35.

Entré à l'hôpital le 3 mai ; exeat le 22 juin.

Chancre induré du reflet, ayant l'aspect du chancre simple, depuis deux mois. Dernier coït, cinq jours avant l'apparition du chancre. Inoculation positive.

Pas de traitement mercuriel. Pas d'accidents.

Observation IV.

F..., journalier, 20 ans ; salle 7, lit n° 1.

Entré le 8 août ; exeat le 28 août.

Phimosis par chancres simples (avec induration) de la muqueuse du prépuce, depuis vingt-cinq jours ; un ganglion à droite et à gauche, un peu développé et douloureux. Dernier coït, deux jours avant l'apparition des chancres. Avant-dernier coït, cinq et vingt-cinq jours. Inoculation positive.

Pas de traitement mercuriel. Pas d'accidents.

Observation V.

E... P..., journalier, 23 ans ; salle 8, lit n° 26.

Entré le 30 mai ; exeat le 15 juin.

Chancres indurés de la rainure, ayant l'aspect de chancres simples, datant de trois semaines ; pléiade inguinale bilatérale, peu dure. Dernier coït, huit jours avant l'apparition des chancres. Avant-dernier coït, trois semaines. Inoculation positive.

Pas de traitement mercuriel. Pas d'accidents.

Observation VI.

M... E..., terrassier, 17 ans ; salle 8, lit n° 4.

Entré le 1er septembre ; exeat le 26 octobre.

Phimosis par chancres simples, avec Induration, depuis vingt-quatre jours ; pléiade inguinale bilatérale, non indurée.

Dernier coït, un jour avant l'apparition du chancre et tous les jours précédents.

Inoculation positive ; opération du phimosis ; plaie chancreuse. Pas de traitement mercuriel ; pas d'accidents.

Observation VII.

C... J..., tailleur, 26 ans ; salle 8, lit n° 15.

Entré à l'hôpital le 22 septembre. Exeat le 14 août.

Chancre induré de la rainure, face supérieure, depuis quinze jours. Aspect du chancre simple type, mais induration bien nette ; un seul ganglion profond et dur à droite.

Dernier coït, six jours avant l'apparition du chancre.

Inoculation positive.

Pas de traitement mercuriel ; pas d'accidents.

Observation VIII.

B... A..., mégissier, 24 ans, salle 8, lit n° 5.

Entré à l'hôpital le 10 octobre. Exeat le 29 novembre.

Phimosis par chancres simples, indurés, de la muqueuse du prépuce, depuis dix-neuf jours.

Un ganglion volumineux, élastique à droite.

Dernier coït, onze jours avant l'apparition des chancres; avant-dernier coït, vingt-cinq jours; inoculation positive.

Pas de traitement mercuriel; pas d'accidents.

Aucun des chancres qui font le sujet de ces huit observations n'a été soumis au traitement mercuriel. Aucun n'a produit d'accidents d'intoxication. Six pourtant étaient âgés de plus de six semaines au moment de la sortie des malades qui en étaient porteurs. Tous ont été inoculés avec succès.

Observation IX.

D... L..., garçon de café, 22 ans, salle 6, lit n° 17.

Entré le 24 février. Exeat le 6 mars.

Chancre simple induré du frein, depuis trois semaines ; pas de ganglions.

Dernier coït huit jours avant l'apparition du chancre: avant-dernier coït, quarante jours. Inoculation positive.

Pas de traitement mercuriel ; pas d'accidents.

Ce malade était déjà entré à l'hôpital du Midi le 11 janvier, portant un chancre induré du frein depuis deux mois ; incubation de trente-trois jours.

Roséole le 30 janvier.

Observation X.

D... L..., terrassier, 27 ans, salle 8, n° 23.

Entré à l'hôpital le 16 juin; sorti le 23 juillet.

Chancre simple du frein, avec induration parcheminée, de trois semaines.

Chancre simple du limbe (auto-inoculation) de dix jours ; pas de ganglions.

Dernier coït la veille de l'apparition du chancre. Avant-dernier coït huit et onze jours avant ; pas de traitement mercuriel ; pas d'accidents.

Chancre induré du frein ; plaques muqueuses il y a cinq ans.

Observation XI.

A... C..., élève en pharmacie, 24 ans, salle 7, lit n° 10.

Entré le 4 juillet. Exeat le 21 août.

Cicatrice de chancre infectant du fourreau ; guéri depuis trois mois.

Plaques muqueuses des lèvres datant d'un mois.

Phimosis par chancre simple parcheminé de la muqueuse du prépuce, au niveau du frein, depuis quinze jours.

Bubon suppuré à droite et à gauche.

Opération du phimosis le 12 juillet ; plaie chancreuse.

La partie excisée du prépuce montre une ulcération profonde, à bords décollés, à base parcheminée.

Traitement mercuriel pour les plaques muqueuses.

Observation XII.

G... E..., chapelier, 21 ans, salle 8, n° 22.

Entré le 11 juillet ; renvoyé le 19 juillet.

Chancre simple induré de la muqueuse du prépuce, à droite du frein, depuis trois semaines.

Pléiade inguinale, bilatérale, indurée, depuis quatre ans.

Pas de renseignements précis sur les rapports sexuels.

Inoculation positive.

Pas de traitement mercuriel ; pas d'accidents.

Chancre induré de la rainure à droite il y a quatre ans.

Plaques muqueuses et céphalée il y a deux ans.

Observation XIII.

B..., employé, 26 ans, salle 6, lit n° 16.

Entré le 14 juillet. Exeat le 21 août.

Chancre simple avec induration parcheminée, siégeant dans la rainure à la face supérieure de la verge, depuis un mois.

Pléiade inguinale, bilatérale, depuis seize mois.

Adénité crurale à gauche depuis huit jours.

Dernier coït, quatre jours avant l'apparition du chancre.

Inoculation positive.

Pas de traitement mercuriel ; pas d'accidents.

Chancre induré de la rainure sur le dos de la verge ; plaques muqueuses et iritis en février et en juin 1864.

Observation XIV.

H... (S.), tourneur en cuivre, 19 ans; salle 7, lit n° 8.

Entré le 18 juillet; exeat le 12 août.

Chancre simple avec induration parcheminée de la rainure à gauche depuis un mois; pléiade inguinale indolente et dure à gauche depuis deux ans; bubon suppuré à droite depuis quinze jours.

Dernier coït deux jours avant l'apparition du chancre.

Inoculation positive.

Pas de traitement mercuriel; pas d'accidents.

Trois chancres infectants du fourreau en 1863, et plaques muqueuses des lèvres.

Observation XV.

D... (A.), garçon limonadier, 24 ans; salle 6, lit n° 25.

Entré le 25 juillet; exeat le 10 août.

Chancre simple avec induration parcheminée de la rainure à gauche du frein depuis quinze jours; chancres simples non indurés de la muqueuse du prépuce depuis dix jours, par auto-inoculation; pléiade ganglionnaire bilatérale depuis trois ans.

Dernier coït huit jours avant l'apparition du chancre.

Avant dernier coït dix-huit mois; inoculation positive du chancre induré de la rainure.

Pas de traitement mercuriel; pas d'accidents.

Cinq chancres indurés et roséole il y a trois ans.

Observation XVI.

S... (G.), maréchal, 23 ans; salle 8, lit n° 33.

Entré le 24 octobre; exeat le 9 décembre 1865.

Chancre simple avec induration parcheminée de la rainure depuis quinze jours; phlegmon périganglionnaire à droite depuis huit jours.

Dernier coït la veille de l'apparition du chancre.

Avant-dernier coït huit jours avant; inoculation positive.

Pas de traitement mercuriel; pas d'accidents.

Chancre induré en mai 1865; roséole et plaques muqueuses en juillet 1865.

Voici donc seize observations de chancre simple avec induration, dont huit se sont montrés sur des sujets malades pour la première fois, et huit sur des sujets syphilitiques.

Y a-t-il, dans ces derniers cas, quelque chose de spécial?

La syphilis préexistante a-t-elle exercé, au point de vue de l'induration, une influence quelconque sur ces nouveaux-venus?

Cette question reste à élucider.

La source de la contagion n'a pu être retrouvée dans ces huit faits; aussi ne savons-nous s'ils auraient été favorables ou contraires à la théorie de l'hybridité émise par M. Clerc, théorie à laquelle nous sommes loin de nous rallier, comme on le verra plus loin.

Pour nous, en effet, il n'y a aucun rapport entre le chancre infectant et le chancre simple, et nous sommes convaincu que la source de la contagion, dans ces huit cas, a été une ulcération simple.

Nous regrettons, toutefois, que les difficultés apportées aux confrontations, par le secret auquel sont tenues les femmes vénériennes à Lourcine et à Saint-Lazare nous aient empêché, dans plusieurs, cas, de remonter jusqu'à l'origine des accidents que nous avons observés.

L'inoculation positive de ces chancres aux individus qui en étaient porteurs nous a parfaitement démontré que nous avions affaire à des accidents purement locaux, mais il nous est resté un doute : ces chancres, en raison du terrain sur lequel ils vivaient, n'auraient-ils pu acquérir la propriété infectante, qui serait venue se joindre à leur propriété contagieuse? En un mot, si l'on avait inoculé l'un d'eux à un sujet vierge, n'aurait-on pas vu se développer, tout d'abord et immédiatement, un chancre simple, sur lequel, après une incubation plus ou moins longue, serait venu se greffer un chancre infectant, produisant ainsi le type du chancre mixte.

Des faits analogues ne se sont-ils pas produits, en effet, sous l'influence de l'inoculation à des sujets vierges, de vaccin pris sur des sujets syphilitiques.

Aussi, malgré notre vif désir, nous sommes-nous abstenu, dans ce cas, comme toujours, de transporter le pus d'un individu à un autre individu.

Il y a eu doute ici pour nous ; mais il n'en eût pas été de même si nos malades avaient présenté, en même temps qu'un chancre simple, induré ou non, des accidents secondaires sécrétants, situés dans le voisinage. Alors, nous le croyons, l'inoculation simultanée des deux produits de sécrétion eût été inévitable.

DEUXIÈME PROPOSITION.

Il y a des chancres infectants non indurés.

Observation XVII.

T... (B.), boulanger, 20 ans ; salle 8, lit n° 2.

Entré le 10 novembre 1864 ; exeat le 18 janvier 1865.

Chancre infectant non induré de la partie supérieure de la rainure depuis quarante et un jours.

Pléiade ganglionnaire double, plus marquée à droite.

Dernier coït six jours avant l'apparition du chancre.

Avant-dernier coït vingt et un jours. Traitement mercuriel ; roséole le 28 novembre 1864.

Observation XVIII.

L... (J.), sellier, 20 ans ; salle 8, lit n° 4.

Entré le 31 janvier ; exeat le 3 mars.

Chancre infectant sans induration, datant de cinq semaines.

Dernier coït la veille de l'apparition du chancre.

Avant-dernier vingt et un jours avant. Réséole le 9 février; traitement mercuriel depuis ce jour.

Observation XIX.

R... (J.), charpentier, 43 ans ; salle 8, lit n° 31.

Entré le 11 juillet; exeat, non guéri, le 23 juillet.

Trois chancres infectants du gland, sans induration.

Ces chancres sont creux, taillés en évidoir, à bords nets, non décollés.

Pléiade inguinale bilatérale très-marquée, très-dure.

Dernier coït deux jours avant l'apparition du chancre.

Avant-dernier vingt jours avant. Traitement mercuriel; roséole le 23 juillet.

Observation XX.

L... (G.), bouchonnier, 22 ans ; salle 8, lit n° 32.

Entré le 4 août ; exeat le 17 août.

Chancre infectant du gland à droite, sans induration, datant de cinq semaines.

Pléiade inguinale bilatérale, bien marquée, surtout à gauche. Syphilide papuleuse au début ; érythème pharyngé ; adénopathie cervicale légère.

Dernier coït huit jours avant l'apparition du chancre.

Avant-dernier quinze et vingt jours. Traitement mercuriel.

Observation XXI.

G... (F.), terrassier, 24 ans; salle 8, n° 11.

Entré le 24 mai; exeat 30 juin.

Chancre infectant à base molle, de la rainure, depuis deux mois.

Pléiade inguinale bilatérale.

Dernier coït huit jours avant l'apparition du chancre.

Avant-dernier coït vingt jours. Syphilide papuleuse; plaques muqueuses de la gorge, du scrotum, de l'anus, depuis trois semaines.

Traitement mercuriel depuis l'entrée seulement.

Observation XXII.

R... (P.), limonadier, 29 ans; salle 8, lit n° 15.

Entré le 7 novembre; exeat le 20 décembre.

Phimosis par chancres infectants non indurés depuis trois jours.

Pléiade inguinale bilatérale peu prononcée.

Dernier coït trois jours avant l'apparition du chancre.

Avant-dernier coït deux mois. Inoculation négative.

Traitement mercuriel; pas d'accidents.

Dans ces six cas, l'infection ne doit pas être rapportée au dernier coït, mais bien à l'avant-dernier; aussi tous deux ont-ils été notés avec soin.

Observation XXIII.

L... (H.), camionneur, 49 ans; salle 6, lit n° 34. Entré le 18 août.

Blennorhagie depuis un mois. Orchite à droite depuis quatre jours.

Chancre très-superficiel du gland, à droite, depuis quinze jours.

Pléiade inguinale bilatérale très-marquée à droite.

Dernier coït cinq semaines avant l'entrée.

Avant-dernier coït trois mois avant l'entrée.

La blennhorragie s'est donc montrée huit jours après le dernier coït; le chancre trois semaines après le coït, quinze jours après la blennhorragie.

L'incubation du chancre est donc ici bien nette.

Le 18 août. Ce chancre se présente sous la forme d'une érosion grande comme une pièce de cinquante centimes, située sur le gland à droite. Elle est très-superficielle, arrondie; les bords en sont nets et à peine saillants, mais elle se distingue du reste du gland par sa coloration d'un rouge foncé, brunâtre, cuivré.

La surface de l'ulcération est parfaitement lisse; elle offre une légère dépression, analogue à celle que produit la pulpe du doigt sur la cire molle. Il n'y a pas de sécrétion; l'érosion est baignée par le mucus normal.

Le 21. Une légère fausse membrane, d'un blanc jaunâtre, recouvre toute la surface de l'érosion.

Le 22. La fausse membrane a disparu en partie; elle laisse les bords à découvert; elle tapisse toujours le centre, où elle est baignée par un mucus séreux gris jaunâtre, qui est inoculé sur le ventre.

La dépression est un peu plus marquée, la forme en évidoir un peu plus nette. Pas d'induration. On voit quelques taches rouge cuivré autour de l'érosion.

Le 24. La fausse membrane n'occupe plus qu'un point central, où elle paraît enchâssée dans une petite ulcération arrondie. Le reste de la surface est rouge cuivré. L'inoculation n'a rien donné.

Le 26. Les taches voisines de l'érosion se sont étendues jusqu'à elle et ont altéré sa forme. Elle reste toujours très-superficielle; le centre seul présente une petite ulcération de 2 millimètres de diamètre environ, nettement ronde, et remplie par un pus mal lié, grisâtre, qui paraît formé par les débris de la fausse membrane. Toujours pas d'induration; inoculation négative.

Le 31. On ne voit plus à la place de l'érosion qu'une tache d'un rouge brun, sans induration.

Le 7 septembre. Exeat. Quelques papules se montrent sur le tronc.

Retour à l'hôpital le 7 novembre, salle 8, lit n° 10.

Roséole maculeuse depuis un mois. Plaques muqueuses du scrotum, de l'anus, de la gorge; adénopathie cervicale; persistance de la pléiade bilatérale inguinale.

Nous avons cru devoir rapporter cette observation dans tous ses détails, la forme de l'accident primitif observé sur le malade qui en est l'objet nous ayant paru offrir quelque intérêt.

Est-ce là en effet l'idée que l'on doit se faire du chancre infectant lorsqu'on a lu les descriptions de la plupart des auteurs? Non, certes.

Il ne faut point croire cependant que ce fait soit tout à fait exceptionnel; le chancre infectant, avec les caractères qu'on lui donne habituellement, est au contraire très-rare, il constitue la minorité, ainsi que l'a démontré M. Bassereau, parmi les diverses formes d'accidents primitifs qu'il a si bien décrites.

Dans les dix-huit observations qui suivent, le chancre infectant non induré a revêtu une forme toute particulière que nous désignerons sous le nom d'*érosion chancreuse non indurée*, et qui a présenté constamment les caractères physiques suivants :

Ulcération très-superficielle; à bords nets et réguliers, à surface rouge-brun, et bourgeonnant légèrement. Le fond est de niveau avec les bords ou s'élève un peu au-dessus. Cette ulcération, en un mot, présente de grandes analogies avec une plaie ordinaire. La surface ulcérée est sèche ou couverte quelquefois de débris pseudo-membraneux. C'est à peine si le liquide qui la mouille permet l'inoculation.

Ces ulcérations ont présenté généralement une assez grande étendue, grâce à laquelle nous avons pu nous assurer de la façon la plus positive de l'absence de l'induration. Nous avons constaté, en effet, en saisissant chacune des extrémités de ces ulcérations entre le pouce et l'index de chacune de nos mains, que toutes les parties en étaient parfaitement mobiles les unes sur les autres lorsque nous imprimions à nos mains un mouvement de va-et-vient en sens opposé.

Pourra-t-on objecter ici que nous avons tout bonnement observé des érosions indurées privées de leur induration par le phagédénisme et arrivées à la période de réparation? Non, assurément, car il n'y a dans notre description aucun des signes du phagédénisme, et il nous a été donné d'étudier ces érosions à tous les âges de leur développement, de très-anciennes et de très-récentes (car nous en avons vu naître sous nos yeux), sans que leurs caractères aient changé.

Observation XXIV.

G... J..., charron, 22 ans; salle 6, n° 4.

Entré à l'hôpital le 16 mai ; exeat le 12 juin.

Érosion chancreuse du fourreau très-étendue, non indurée, depuis un mois.

Ganglions très-volumineux à droite, moins à gauche.

Dernier coït, quatre jours avant l'apparition du chancre.

Avant dernier coït, huit et quinze jours.

Roséole papuleuse le 29 mai. Traitement mercuriel depuis ce jour.

Observation XXV.

L... L..., journalier, 28 ans; salle 8, lit n° 14.

Entré le 7 avril; exeat le 8 mai.

Érosion chancreuse, non indurée, de la partie postérieure du gland et de la muqueuse du prépuce, depuis un mois.

Pléiade inguinale bilatérale.

Dernier coït, huit jours avant l'apparition du chancre.

Avant-dernier coït, deux mois.

Roséole au début. Traitement mercuriel.

Observation XXVI.

G... V..., cordonnier, 20 ans; salle 8, n° 1.

Entré le 7 juillet; exeat le 19 juillet.

Érosion chancreuse non indurée du fourreau, depuis six semaines.

Pléiade inguinale bilatérale volumineuse et très-dure.

Cohabitation depuis deux mois et demi et jusqu'au jour de l'entrée avec une femme atteinte d'une affection cutanée.

Roséole. Plaques muqueuses à l'anus.

Inoculation de l'érosion, négative.

Traitement mercuriel depuis l'entrée à l'hôpital seulement.

Observation XXVII.

M... J. ., journalier, 69 ans; salle 8, lit n° 37.

Entré le 7 juillet; exeat le 3 août.

Érosion chancreuse, non indurée, de toute la muqueuse du prépuce, depuis cinq semaines.

Pléiade inguinale bilatérale bien marquée.

Dernier coït. quinze jours avant l'apparition de l'érosion.

Impétigo du cuir chevelu; syphilide papuleuse généralisée.

Plaques muqueuses de la gorge ; œdème des bourses.

Purpura des membres inférieurs.

Inoculation négative.

Traitement mercuriel depuis l'entrée seulement.

Observation XXVIII.

L... L..., tailleur, 26 ans; salle 8, lit n° 19.

Entré le 14 juillet. Exeat le 7 octobre.

Érosion chancreuse non indurée du gland depuis trois semaines.

Pléiade inguinale bilatérale.

Dernier coït, trois jours avant l'apparition de l'érosion.

Avant-dernier coït, un mois.

Roséole papuleuse généralisée. Traitement mercuriel depuis l'entrée seulement.

Observation XXIX.

L... E..., ébéniste, 23 ans; salle 7, lit n° 14.

Entré le 14 juillet; exeat le 10 août.

Érosion chancreuse non indurée du frein, depuis six semaines.

Ganglions inguinaux peu developpés, mais durs et indolents.

Dernier coït, cinq jours avant l'apparition de l'érosion.

Avant-dernier, quinze jours.

Deux inoculations successives le 15 et le 17 juillet, négatives.

Pas de traitement mercuriel. Pas d'accidents à l'hôpital.

Observation XXX.

F... J..., carrier, 21 ans; salle 8, lit n° 14.

Entré le 25 juillet; exeat le 21 août.

Érosion chancreuse non indurée de la région pubienne depuis dix-huit jours.

Pléiade inguinale bilatérale très-marquée.

Dernier coït, deux jours avant l'apparition de l'érosion.

Avant-dernier dix jours.

Inoculation négative.

Traitement mercuriel. Pas d'accidents à l'hôpital.

Observation XXXI.

D... V..., cocher, 30 ans; salle 8, lit n° 16.

Entré le 12 septembre; exeat le 29 octobre.

Érosion chancreuse non indurée du gland, depuis six semaines.

Érosion chancreuse de la joue droite, non indurée, depuis six semaines.

Pléiade inguinale bilatérale. Adénopathie cervicale.

Dernier coït, quinze jours avant l'apparition des érosions.

Impétigo du cuir chevelu. Roséole maculeuse confluente.

Plaques muqueuses du scrotum et de l'anus, depuis trois semaines.

Traitement mercuriel depuis l'entrée seulement.

Ici les accidents sont survenus rapidement; ce fait est assez commun avec cette forme d'accident primitif.

Observation XXXII.

V... C..., tourneur, 32 ans; salle 8, lit n° 7.

Entré le 7 septembre; exeat le 6 octobre.

Large érosion chancreuse, non indurée, de la muqueuse du prépuce à gauche. Une autre plus petite à droite. Une troisième sur le fourreau, et une quatrième sur le scrotum.

Toutes quatre datent de trois semaines.

Pléiade inguinale bilatérale très-marquée, surtout à droite.

Dernier coït, huit jours avant l'apparition des érosions.

Avant-dernier, un mois.

Roséole papuleuse le 22 septembre. Traitement mercuriel.

Observation XXXIII.

R... C..., marchand forain, 20 ans; salle 8, lit n° 28.

Entré le 15 septembre; exeat le 25 septembre.

Érosion chancreuse très-superficielle et non indurée de la muqueuse du prépuce et de la rainure, depuis trois jours.

Pléiade inguinale bilatérale.

Dernier coït, douze jours avant l'apparition de l'érosion.

Avant-dernier coït, dix-huit jours.

Inoculation négative. Traitement mercuriel.

Pas d'accidents à l'hôpital. L'érosion est âgée de treize jours seulement lors de la sortie du malade.

Observation XXXIV.

T..., serrurier, 35 ans; salle 8, lit n° 23.

Entré le 29 septembre; exeat le 26 octobre.

Érosion chancreuse non indurée de la muqueuse du prépuce, au-dessous du frein, depuis quinze jours.

Pléiade inguinale bilatérale bien marquée.

Dernier coït, six semaines avant l'érosion.

Traitement mercuriel. Pas d'accidents à l'hôpital. L'érosion est âgée de six semaines à la sortie du malade.

Observation XXXV.

L... J..., sellier, 25 ans; salle 6, lit n° 5.

Entré le 3 octobre; exeat le 25 novembre.

Érosions chancreuses multiples et non indurées du gland et de la muqueuse du prépuce depuis douze jours.

Pléiade inguinale bilatérale bien marquée.

Relations fréquentes avec différentes femmes.

Inoculation négative.

Traitement mercuriel. Pas d'accidents à l'hôpital.

Observation XXXVI.

B... E..., pâtissier, 28 ans; salle 8, lit n° 10.

Entré le 10 octobre; exeat le 6 novembre.

Érosion chancreuse, non indurée, de la muqueuse du prépuce à gauche depuis un mois. Pléiade inguinale bilatérale.

Blennorrhagie depuis deux mois.

Dernier coït, vingt jours avant l'apparition de l'érosion.

Avant-dernier, un mois. — Traitement mercuriel. Pas d'accidents à l'hôpital.

Observation XXXVII.

J... J..., garçon d'hôtel, 26 ans; salle 8, lit n° 31.

Entré le 17 octobre ; exeat le 16 novembre.

Deux érosions chancreuses, non indurées, de la muqueuse du prépuce depuis quinze jours. Pléiade inguinale bilatérale.

Blennorrhagie depuis cinq semaines.

Dernier coït, vingt-quatre jours avant l'érosion, deux jours avant la blennorrhagie.

Inoculation négative. — Traitement mercuriel. Pas d'accidents à l'hôpital.

Observation XXXVIII.

W... A..., sellier, 24 ans: salle 8, lit n° 20.

Entré le 6 juin ; exéat le 13 juillet.

Érosion chancreuse, non indurée, du gland et du prépuce depuis deux mois et demi. Pléiade inguinale bilatérale.

Dernier coït, trois semaines avant l'érosion.

Ecthyma depuis un mois. — Traitement mercuriel depuis l'entrée.

Observation XXXIX.

D..., manouvrier, 24 ans ; salle 8, lit n° 16.

Entré le 10 octobre; exeat le 6 novembre.

Phimosis par érosion chancreuse, non indurée, du limbe depuis quinze jours. Pléiade inguinale bilatérale.

Dernier coït, trois jours avant l'apparition de l'érosion.

Avant-dernier coït, deux mois et demi. Inoculation négative.

Traitement mercuriel. Pas d'accidents à l'hôpital.

Observation XL.

P... F..., maçon, 23 ans ; salle 8, n° 13.

Entré le 12 mai ; exeat le 1er juillet.

Érosion chancreuse non indurée du gland depuis cinq semaines.

Pléiade inguinale bilatérale.

Dernier coït, la veille de l'érosion.

Avant-dernier coït, trois semaines avant l'érosion.

Roséole le 15 mai. — Traitement mercuriel depuis l'entrée seulement.

Observation XLI.

C... L..., garçon de café, 28 ans; salle 8, lit n° 31.

Entré le 26 mai ; exeat le 26 juin.

Vaste érosion chancreuse, non indurée, du fourreau, depuis cinq semaines.

Pléiade inguinale bilatérale.

Syphilide papuleuse généralisée. — Traitement mercuriel depuis l'entrée seulement.

Sur ces 18 érosions chancreuses non indurées, 10 ont été suivies d'accidents secondaires, et 8 au contraire n'ont pas présenté de manifestations syphilitiques consécutives durant le séjour des malades à l'hôpital. Il ne nous a pas été possible de les suivre au-delà; mais notre conviction est que, par suite de la cessation brusque du traitement, les accidents ont dû survenir dans un temps peu éloigné de la sortie de l'hôpital.

TROISIÈME PROPOSITION.

Il y a des chancres *infectants* parfaitement *indurés.*

Ici nous entrons dans le domaine commun : aussi ne donnerons-nous aucun détail ; nous dirons seulement que nous avons observé :

160 chancres infectants indurés, dont 58 n'ont pas été suivis d'accidents pendant le séjour des malades dans les salles. Quant aux 102 autres au contraire, ils ont présenté les manifestations habituelles de l'intoxication générale.

Nous devons ajouter encore que, dans ces 160 cas, nous avons, ainsi que M. Basseraux, observé très-fréquemment la forme d'érosion chancreuse indurée, et très-exceptionnellement au contraire, le chancre induré typique des auteurs.

En résumé, voici donc :

16 chancres *simples indurés,*

25 chancres *infectants non indurés,*

160 chancres *infectants indurés.*

La proportion des chancres de la troisième série est très-grande par rapport à celle de chacune des deux autres. Néanmoins l'existence de ces 41 cas ne suffit-elle pas pour affirmer la conclusion que nous en avons tirée ?

L'induration n'est pas le signe pathognomonique de la syphilis ; elle peut exister avec le chancre simple ; elle peut manquer avec le chancre infectant.

Du reste, nous ne sommes ni le premier ni le seul qui ayons observé ces faits. Dans les deux autres services de l'hôpital du Midi, nos collègues nous ont montré un certain nombre de cas semblables. On en trouve en outre dans les ouvrages sur la syphilis, dans ceux des dualistes comme dans ceux des syphilisateurs où ils sont parfaitement méconnus, et dans toutes les publications des unicistes.

N'est-ce pas du reste en mettant en avant des faits assez nombreux de chancres mous ayant donné la vérole que ces auteurs ont essayé d'abattre la théorie dualiste? Malheureusement il manque dans toutes leurs observations une chose essentielle, l'étude de l'incubation et de l'inoculation venant démontrer que ces chancres mous étaient bien réellement des chancres simples et non des chancres infectants sans induration.

Enfin, dans un ouvrage des plus sérieux et des plus estimés, le *Traité des maladies syphilitiques de la peau*, nous trouvons, écrite en 1852, une phrase qui, sortie de la plume d'un observateur tel que M. Bassereau, a une immense valeur :

« La recherche de l'induration, si difficile qu'elle soit, a une grande importance, *s'il est vrai* que le chancre induré seul soit suivi d'accidents constitutionnels, *et si l'induration* est un indice positif de la nécessité d'un traitement mercuriel destiné à prévenir le développement des accidents. »

Nous ajouterons encore que l'induration, avec tous ces caractères, peut être produite à volonté sur la plupart des chancres, quelle que soit leur nature, l'aide de la cautérisation.

Nous ne nous arrêterons pas à l'étude de la nature intime de l'induration. Tous les auteurs sont d'accord pour admettre qu'elle n'a rien de spécifique. Nous la considérerons donc comme le résultat d'une phlegmasie plastique déterminant l'oblitération des vaisseaux lymphatiques. La *forme de l'ulcération*, *son siége*, la *constitution du sujet*, voilà pour nous les trois grandes causes de cette production.

Toutefois, si nous enlevons à l'induration son caractère pathognomonique, nous ne pouvons méconnaître toute la valeur présomptive qui lui est constituée par sa grande fréquence (1).

Nous pensons néanmoins que le diagnostic de la syphilis doit être établi d'après des signes plus positifs.

Les caractères physiques des chancres ont à nos yeux peu de valeur, car toutes les ulcérations, soit spontanées, soit traumatiques, des organes génitaux se ressemblent, et nous pensons que leurs symptômes concomitants seuls doivent être pris en considération.

Ces symptômes sont :

1° L'état des ganglions qui correspondent au chancre infectant,

(1) Notre travail étant terminé lors de la publication récente du *Traité pratique des maladies vénériennes* de M. Clerc, nous ne pouvons que renvoyer aux pages 163, 209, 210, 223, 224 de cet ouvrage, où nous avons trouvé une confirmation parfaite des faits que nous avons avancés touchant l'induration.

2° L'existence d'une longue incubation,

3° L'impossibilité de la réinoculation au porteur.

§ II. — État des ganglions.

Les ganglions auxquels viennent aboutir les lymphatiques, nés du réseau sur lequel est inséré le chancre infectant, présentent dans l'immense majorité des cas une lésion caractérisée par les signes suivants :

Augmentation de volume ; dureté cartilagineuse ; indolence ; isolement complet de chacun des ganglions, avec facilité de glissement sous la peau ; bilatéralité ; multiplicité. Aussi l'existence de cette lésion a-t-elle une grande valeur au point de vue du diagnostic de la syphilis.

Elle manque, du reste, très-rarement.

Sur nos 185 observations de chancre infectant, 24 seulement ne nous donnent pas l'état des ganglions. Nous ne croyons pas cependant que la lésion caractéristique ait fait aussi souvent défaut.

Faudra-t-il conclure de cette coïncidence presque constante à la spécificité de la lésion ? Non, certes, car elle se produit tout aussi bien sous l'influence des accidents consécutifs, ainsi qu'on l'observe toujours au cou, et fréquemment dans l'aisselle ou audessus de l'épithrochlée. Elle n'est pour nous que le retentissement d'une inflammation peu intense s'arrêtant à l'épanchement plastique.

Du reste, il peut arriver, rarement il est vrai, que

la lésion des ganglions ne soit pas appréciable. Dans ce cas, ou bien elle manque réellement, ou bien elle est masquée :

Par l'embonpoint du sujet,

Par une lésion préexistante,

Par un bubon inflammatoire dû au chancre infectant lui-même, comme nous l'avons observé huit fois ; ou bien à la coexistence d'un ou de plusieurs chancres simples avec le chancre infectant. Nous avons observé cinq fois cette coexistence, mais un malade seulement a présenté une adénite aiguë.

§ III. — De l'incubation.

Les auteurs sont loin d'être d'accord au sujet de l'incubation du chancre infectant. Les uns nient complétement son existence; les autres, au contraire, regardent cette période comme constante. Les faits que nous avons observés nous rallient nécessairement à cette dernière opinion.

Comment nous expliquerions-nous en effet que sur 12 malades, porteurs tout à la fois d'une blennorrhagie et d'un chancre infectant, l'écoulement ait paru *quelques jours après le coït*, et le chancre infectant seulement *quinze, vingt et un, trente jours et plus, après ce même coït*, malgré une *continence absolue* depuis l'apparition de la blennorrhagie !

Sur 185 chancres infectants, les renseignements sur la durée de l'incubation nous ont fait complétement défaut dans 23 cas ; dans 59, elle est restée douteuse, et dans 103 au contraire elle a pu être parfaitement établie.

Ces 103 incubations à durée précise doivent être classées comme il suit :

Incubation de 10 à 14 jours	....	10 cas.
Incubation de..... 15 jours	....	29 cas.
Incubation de 16 à 20 jours	....	4 cas.
Incubation de..... 21 jours	....	23 cas.
Incubation de 22 à 29 jours	....	2 cas.
Incubation de..... 30 jours	....	19 cas.
Incubation de 31 à 45 jours	....	14 cas.
Incubation de..... 60 jours	....	1 cas.
Incubation de..... 90 jours	....	1 cas.

Les chiffres les plus habituels de la durée de l'incubation ont donc été quinze, vingt et un et trente jours. En prenant la moyenne, on trouvera le chiffre de vingt et un jours pour exprimer le temps écoulé entre l'infection et le moment où le malade a constaté l'existence du chancre.

Or, comme le chancre infectant débute ou bien par une ulcération, ou bien par une érosion extrêment superficielle, reposant sur une masse indurée, de façon à simuler une papule, il est évident que dans la plupart des cas le malade s'aperçoit du mal presque aussitôt qu'il apparaît ; en sorte que cet espace de vingt et un jours, exprime bien réellement la durée de l'incubation.

Nous verrons, par contre, qu'un phénomène tout à fait opposé a lieu pour le chancre simple, et cela en raison de son début pustuleux.

Dans les 59 cas où l'incubation est restée douteuse, le chancre infectant s'est montré dans les huit premiers jours qui ont suivi le dernier coït; aussi avons-nous dû rattacher cet accident à un coït plus éloigné, pour lequel les nombres 15, 21 et 30 jours ont aussi prédominé.

Pour ces cas, par conséquent, on peut admettre encore une incubation moyenne de vingt et un jours.

Si l'on veut se reporter au chapitre où nous avons étudié le chancre simple sous le même point de vue, on verra que le résultat est tout à fait opposé.

Nous avons néanmoins été obligé d'admettre pour le chancre simple une incubation moyenne de un à huit jours, mais nous la considérons comme entièrement fictive.

De ceci nous concluons que :

Dans plus de la moitié des cas, on trouve nettement au chancre infectant une incubation de durée variable et de vingt et un jours en moyenne.

Si donc un individu porteur d'un chancre se présente avec la lésion ganglionnaire caractéristique et accuse un coït éloigné, on pourra à coup sûr affirmer le caractère infectant de ce chancre et commencer immédiatement le traitement mercuriel.

Dans les cas douteux, il faudrait recourir à une troisième source de renseignements, à l'inoculation, pratique complétement inoffensive, comme nous le dirons plus tard.

Comme preuve de l'existence de l'incubation, nous donnerons seulement les trois observations suivantes. Dans deux d'entre elles, outre la durée de cette période, nous avons noté les résultats de la confrontation.

Observation XLII.

Entré à l'hôpital du Midi le 17 juillet, chambre n° 8.

Rapports avec différentes femmes les 28, 29, 30 juin et le 1er juillet.

Début d'une blennorrhagie aiguë.

Le 3 juillet, jour de l'entrée, la verge est examinée avec le plus grand soin ; on n'y constate rien d'anormal, sauf l'écoulement.

Le malade est tenu au secret dans sa chambre.

Le 20 juillet, trois jours après l'entrée, et dix-neuf jours après le dernier coït, on aperçoit sur le frein une petite écorchure superficielle qui n'offre rien de particulier.

Le 23 juillet, les dimensions de cette écorchure ont un peu augmenté.

Le 25, l'exulcération présente la surface d'une pièce de 50 centimes; elle commence à s'indurer.

Le 28, phimosis, induration considérable au niveau du frein ; pléiade inguinale bilatérale, dure, indolente, très-marquée. — Pilules de Sédillot.

Le 7 septembre, apparition d'une roséole maculeuse qui se généralise rapidement. Là se bornent les accidents. Exeat, guéri, le 28 octobre.

Observation XLIII.

Trois jeunes gens, habitant la même maison, ont des rapports, à la même époque, avec une femme Maria D..., logée également dans cette maison.

Le premier, G... V..., couvreur, entré à l'hôpital du Midi le 4 juillet, salle 8, lit n° 15.

Vaste chancre infectant induré de la rainure et du gland à gauche depuis deux mois (4 mai environ).

Pléiade inguinale bilatérale bien marquée ; roséole maculeuse généralisée ; syphilide pénienne.

Plaques muqueuses à l'anus, le 5 août.

Rapports avec Maria D... dans les quinze premiers jours d'avril.

Aucun coït depuis. Donc, incubation de vingt jours environ.

Exeat, guéri, le 28 août.

Le second, G... A..., mégissier, 24 ans, entre salle 8, lit n° 4, le 23 mai.

Chancre infectant induré du méat depuis quinze jours (8 mai environ).

Pléiade inguinale bilatérale; syphilide papuleuse discrète le 15 juin.

Rapports avec Maria D... du 7 au 15 avril.

Continence absolue depuis cette époque. Donc incubation de vingt-trois jours.

Exeat, guéri, le 3 juillet.

Ce malade revient à l'hôpital le 8 septembre, salle 6, lit n° 24.

Plaques muqueuses de la gorge, des lèvres et des pieds depuis quinze jours. Ecthyma superficiel des pieds. Pléiade inguinale bilatérale. Adénopathie cervicale.

Exeat, guéri, le 17 octobre.

Le troisième, C... A..., mégissier, 28 ans, entre à l'hôpital, salle 8, lit n° 26, le 30 juin.

Chancre infectant induré de la rainure, à droite, depuis six semaines (15 mai environ).

Pléiade inguinale bilatérale. Roséole confluente.

Plaques muqueuses du gland et du prépuce, depuis six jours.

Angine syphilitique, depuis six jours.

Adénopathie cervicale bilatérale.

Plaques muqueuses de la gorge, le 16 juillet.

Rapports avec Maria D... en mars et avril.

Incubation, quinze jours au moins.

Exeat, guéri, le 6 août.

Ce malade revient à l'hôpital le 3 octobre, salle 8, lit n° 6.

Impétigo du cuir chevelu, de la lèvre supérieure et des sourcils, depuis dix jours. Plaques muqueuses du pied gauche.

Maria D..., piqueuse de bottines, 24 ans, entre à l'hôpital de Lourcine, salle Saint-Ferdinand, lit n° 13, le 11 mai. Chancre induré du sillon qui sépare la grande et la petite lèvre du côté gauche, depuis six semaines (fin de mars).

Pléiade inguinale bilatérale. Roséole généralisée.

Inoculation négative.

Ces renseignements sur Maria D... nous ont été donnés par notre excellent collègue et ami M. Planchon.

Observation XLIV.

G... C..., mégissier, 19 ans; salle 8, lit n° 6.

Entré à l'hôpital le 23 mai; exeat le 3 juillet.

Phimosis et chancre induré de la muqueuse du prépuce depuis trois semaines.

Pléiade inguinale bilatérale.

Circoncision le 14 juin. La muqueuse enlevée présente un large noyau d'induration.

Roséole papuleuse le 20 juin.

Le 20 mars, coït avec une femme inconnue à Gentilly.

Dans les premiers jours de mai, cinq semaines après ce coït, apparition du chancre.

Dans la nuit du 22 au 23 mai, rapports avec la femme D... (Aimée).

D... Aimée, 22 ans, entre à l'hôpital de Lourcine le 15 juin.

Érosion superficielle avec induration parcheminée de la fourchette depuis six jours.

Adénopathie inguinale double, considérable, dure et indolente.

Dernier coït remontant à vingt-cinq jours (nuit du 22 au 23 mai).

Apparition d'une écorchure dix-neuf jours après.

Cette femme affirme n'avoir eu aucun rapport sexuel depuis le 23 mai.

Inoculation sur la cuisse le 16 juin. Négative.

Roséole le 5 juillet. Érythème anal et guttural.

Exeat le 5 août.

Ces renseignements sur la femme D... (Aimée) nous ont également été communiqués par notre excellent collègue et ami M. Planchon.

§ IV. — De l'inoculation.

L'inoculation du pus d'un chancre à l'individu qui en est porteur est, comme nous l'avons dit, une source féconde d'excellents renseignements.

On peut y avoir recours fréquemment, car cette pratique est absolument dépourvue de danger. Nous avons en effet, dans tous les cas où nos inoculations ont été positives, laissé vivre le chancre ainsi produit pendant huit ou dix jours, et même plus, sans avoir eu à enregistrer aucun accident. La pâte de Canquoin, dont nous nous sommes constamment servi pour cautériser ces ulcérations artificielles, les a toujours et du premier coup transformées en une plaie simple se cicatrisant en quelques jours. Aussi ne pouvons-nous comprendre pourquoi on critique encore chaque jour une pratique destinée à rendre de grands services. Elle peut en effet, à elle seule, éclairer le diagnostic si fréquemment douteux des ulcérations vénériennes, et l'on sait quelles peuvent être les conséquences d'une méprise!

Afin d'offrir toutes les garanties désirables, nous avons pratiqué nos inoculations toujours sur la région du flanc, et avec de simples épingles à grosse tête noire, chacune d'elles étant brisée après avoir servi une seule fois. Nous avons ainsi inoculé aux malades qui en étaient atteints 83 chancres simples.

L'inoculation a été positive dans 75 cas et négative dans 8. Nous reviendrons plus tard sur ces derniers résultats. Dans ces 83 cas, il n'y a eu ni traitement mercuriel, ni accidents syphilitiques.

Par contre, nous avons inoculé 37 chancres infectants; 37 fois l'inoculation a été négative. Le traitement mercuriel a été établi de suite, et la moitié des malades n'ont pas présenté d'accidents secondaires pendant le temps que nous avons pu les observer à l'hôpital.

Tous les auteurs n'ont pas été aussi heureux que nous. Tous, en effet, citent des observations de réinoculation du chancre infectant à des sujets syphilitiques, et un syphiliographe très-distingué a même établi sur ces faits toute une théorie de la nature du chancre simple.

Malheureusement il est, dans toutes ces observations, deux circonstances qui eussent dû sauter aux yeux de ceux qui les ont rédigées.

D'une part, en effet, ces différents chancres infectants ont donné un *résultat positif dès le lendemain* de leur inoculation, ce qui est absolument opposé à la marche habituelle et forcée du chancre infectant.

D'autre part, ces inoculations ont débuté par une *pustule*, ce qui n'est pas moins contraire au début de l'accident primitif de la syphilis.

Pour ces deux raisons, nous pensons qu'il est permis de supposer que, dans tous ces cas, la pustule qui a fait croire à une réinoculation du chancre infectant n'a été qu'une fausse pustule, due à l'insertion d'un corps étranger dans l'épaisseur de la peau.

Quant aux réinoculations d'accidents syphilitiques au porteur, ils doivent être expliqués de la même manière. Cette action irritante du pus sur la peau est on ne peut plus manifeste, chacun a eu certainement l'occasion de l'observer. Toutefois nous en citerons un exemple frappant en rappelant l'inoculation du pus d'un ecthyma syphilitique faite par Vidal (de Cassis) à un interne en pharmacie. M. B..... (voir, pour tous les détails, *Annales des maladies de la peau et de la syphilis*, publiées par Alphée Cazenave, tome III). Nous ajouterons encore que l'*ecthyma simple* a été inoculé avec succès, et a produit jusqu'à trois générations de pustules sur le même sujet, entre les mains de M. le Dr Émile Vidal, à l'hôpital Saint-Louis.

§ V. — DES ACCIDENTS SYPHILITIQUES.

Nous ne pourrions nous appesantir sur l'étude des accidents syphilitiques que nous avons observés à l'hôpital du Midi sans nous laisser entraîner beaucoup trop loin ; aussi nous contenterons-nous d'indiquer que :

147 malades sont entrés dans les salles, atteints d'accidents syphilitiques divers. Dans 136 cas, la maladie avait débuté par un chancre traité antérieurement dans l'hôpital ou au dehors ; dans 5 autres, le premier symptôme avait été un écoulement uréthral ; enfin 5 malades n'ont pu nous renseigner sur le début de leur mal, et dans un cas la maladie nous a semblé avoir commencé par un chancre du pharynx inoculé par le cathétérisme de la trompe d'Eustache.

Les accidents observés ont été, dans 134 cas, les affections diverses des muqueuses et de la peau dites secondaires.

Nous n'avons eu qu'un seul malade atteint d'iritis.

Trois nous ont présenté des exostoses volumineuses des membres inférieurs. Nous avons pu observer deux nécroses : l'une des os du nez, l'autre du gros orteil droit.

Deux malades étaient atteints de tubercules ulcérés du tronc ; quatre de rupia du tronc et des membres ; un seul, enfin, a offert l'affection syphilitique des testicules.

§ VI. — Du traitement.

Le traitement de nos sujets syphilitiques n'a présenté rien de particulier.

Il nous a semblé cependant qu'il y avait eu avantage à le commencer aussitôt le diagnostic établi, et à combiner le traitement mercuriel avec une hygiène bien entendue.

Nous citerons un seul fait à l'adresse des partisans de la syphilisation, qui concluent de leurs expériences à l'identité des deux virus chancreux et syphilitiques.

Un de nos malades a pu être guéri par des vésicatoires suppurés des bras et des cuisses, d'un impétigo du cuir chevelu et de la face, qui l'avait plongé en quatre mois dans une cachexie profonde. Cet impétigo avait préalablement résisté à toute espèce de traitement mercuriel, iodique, arsenical et reconstituant.

La constitution syphilitique du sujet a dû assurément être peu modifiée par ce traitement tout local ; mais la guérison des accidents, qui l'épuisaient, lui a permis de reprendre les forces et l'embonpoint qu'il avait perdu.

CHAPITRE DEUXIÈME.

DU CHANCRE SIMPLE ET DE SES COMPLICATIONS.

Le chancre simple, ainsi que nous l'avons dit plus haut, est pour les unicistes complétement identique au chancre infectant.

Il n'y a pour eux qu'un seul virus, qu'*une seule graine;* le terrain sur lequel elle est implantée fait qu'elle occasionne une maladie générale ou simplement une affection locale.

Le nombre des unicistes diminue, du reste, chaque jour. Sperino, de Turin, s'est converti.

Boeck, de Christiana, vient dernièrement à Londres d'attribuer les succès qu'il obtient par la syphilisation, non plus à l'identité des deux chancres, mais à une sorte d'élimination du virus, par les innombrables plaies suppurantes qu'il produit à l'aide de l'inoculation. M. Cullerier se renferme dans une sage hésitation, et M. Ricord fait un pas en avant dans les *Lettres sur la syphilis,* tandis qu'il bat en retraite dans les *Leçons sur le chancre.*

Pour les dualistes convaincus, le chancre simple n'a aucun rapport avec le chancre infectant. Celui-ci est l'expression d'une maladie générale, virulente, et celui-là n'est qu'un ulcère contagieux. Là, nous le pensons, est la vérité, car ces deux faits sont parfaitement démontrés par l'expérimentation et la clinique.

Nous avons considéré le chancre infectant comme

étant la première expression de la maladie syphilitique; mais il nous reste une question à étudier :

Quelle est la nature du chancre simple ?

Un assez grand nombre de théories ont été édifiées à cet égard, mais aucune n'a pu encore s'appuyer sur des faits parfaitement démontrés.

Aussi nous risquerons-nous à dire qu'à nos yeux le chancre simple est une affection parasitaire.

Cette ulcération en effet réunit les grands caractères de cette classe d'affections; elle est éminemment contagieuse, elle se reproduit spontanément, se laisse parfaitement détruire par le traitement local, se reproduit chaque fois que l'individu qui en a été atteint s'expose à une nouvelle contagion; enfin elle affectionne certaines régions, tandis qu'elle est presque étrangère à d'autres. Il ne manque à ce tableau que l'exposé des résultats donnés par l'examen microspique. Jusqu'ici, malheureusement, ils ont été nuls.

Nous avons observé dans la deuxième division de l'hôpital du Midi 201 malades atteints de chancres simples.

Dans les 16 cas que nous avons rapportés plus haut, il y a eu induration, et dans les 185 autres, la base est restée molle.

Nous n'insisterons pas sur le résultat que nous donne la comparaison du nombre de nos chancres infectants (185) avec celui de nos chancres simples (201). Nous ferons seulement remarquer que cette faible majorité de 16 cas seulement en faveur du chancre simple est extrêmement éloignée de ce que les auteurs ont écrit sur la fréquence comparative de ces deux accidents.

Quoi qu'il en soit, parmi nos 201 chancres simples,
88 ont été exempts de toute complication,
106 ont été accompagnés de bubons,
4 se sont compliqués de phagédinisme, et
3 de gangrène.

§ Ier. — État des ganglions.

La lésion ganglionnaire observée dans 106 cas de chancres simples a été complétement différente de celle qui se produit sous l'influence du chancre infectant.

Dans 45 cas en effet il y a eu adénité franchement inflammatoire, quoique non suppurée, et dans 68 cas, bubons suppurés, dont 4 seulement se sont transformés en chancres ganglionnaires.

§ II. — De l'incubation.

Le temps qui s'est écoulé entre le coït contagieux et le moment où nos malades se sont aperçus de l'existence des chancres simples a été variable. Ainsi :

Le chancre simple a débuté par une écorchure, durant le coït, dans				10	cas.
Il a été vu, de 1 à 3 jours après le coït,			dans	52	»
—	de 4 à 6	—	— dans	48	»
—	8	—	— dans	53	»
—	15	—	— dans	3	»
—	20	—	— dans	5	»
—	45	—	— dans	1	»
—	60	—	— dans	1	»
Les renseignements ont manqué dans				28	»

Donc, 103 chancres simples se sont montrés dans les huit premiers jours qui ont suivi le coït, et 10 seulement au delà de ce terme. Les détails nous manquent pour rendre compte de ces dix derniers cas ; nous pouvons dire seulement que deux de ces chancres, ayant été inoculés, ont donné un résultat négatif.

Mais nous expliquerons facilement comment il a pu se faire qu'un intervalle de quelques jours se soit écoulé entre le coït et l'apparition des chancres. Il nous suffira, en effet, de faire appel pour cela au mode de début du chancre simple.

Tant qu'il n'y a que rougeur, vésicule et pustule, les malades ne s'inquiètent pas. Pour eux, le chancre n'existe qu'autant qu'il présente la forme d'une ulcération. Or, on comprend facilement que dans un point peu exposé aux déchirures, la pustule puisse parcourir son évolution, se dessécher et se couvrir d'une croûte avant d'être déchirée, et de revêtir dès lors la forme ulcéreuse. L'expérimentation, du reste, démontre chaque jour que les choses se passent nécessairement ainsi.

Aussi ne pouvons-nous admettre pour le chancre simple l'existence d'une incubation véritable. Il y a seulement un moment d'erreur ou de manque d'observation de la part du malade, car le chancre simple existe immédiatement après le coït comme après l'inoculation artificielle, qu'il affecte de suite la forme ulcéreuse, comme nous l'avons vu dans 10 cas, ou qu'il se développe sous forme de pustule.

Nous ne considérerons donc l'incubation de un à

huit jours accusée par les malades, que comme purement fictive et tenant à leur prodigieuse incurie.

Du reste, dans 15 cas où les malades étaient porteurs tout à la fois d'une blennorrhagie et de chancres simples, ces deux accidents s'étaient toujours montrés en même temps quelques jours après le coït.

En outre, dans 4 cas où nous avons observé la coïncidence du chancre simple avec le chancre infectant, ces accidents se sont développés à des moments différents, comme on le voit dans les observations suivantes.

Observation XLIV.

L... J..., plombier, 29 ans; salle 8, lit n° 30.

Entré à l'hôpital du Midi le 9 juin.

Blennorrhagie depuis cinq semaines.

Chancres folliculaires du gland, depuis cinq semaines.

Érosion chancreuse non indurée du fourreau, depuis une semaine.

Deux ganglions, volumineux, durs, indolents, à droite.

Un ganglion volumineux, plusieurs petits et durs, à gauche.

Coït il y a six semaines; cinq ou six jours après, apparition de la blennorrhagie et des chancres du gland.

Dernier coït il y a un mois; trois semaines après apparaît l'érosion chancreuse du fourreau.

Inoculation des chancres du gland positive.

Pas de traitement mercuriel. — Exeat le 6 juillet.

Consultation du 8 août:

Impétigo du cuir chevelu. Syphilide papuleuse généralisée, plaques muqueuses du gland, de l'anus, des bourses, de la gorge.

Pléiade inguinale bilatérale. Adénopathie cervicale.

Observation XLV.

G... P..., opticien, 17 ans; salle 8, lit n° 23.

Entré à l'hôpital le 22 août.

Érosion chancreuse non indurée du fourreau, face inférieure, de six semaines.

Pléiade inguinale bilatérale dure, indolente.

Impétigo du cuir chevelu, plaques muqueuses des bourses, depuis quelques jours.

Phimosis par chancres mous depuis quatre semaines.

Coït il y a deux mois, quinze jours avant l'érosion chancreuse.

Dernier coït il y a un mois, deux ou trois jours avant les chancres mous et le phimosis.

Inoculation du pus, pris à l'orifice du prépuce, positive. — Traitement mercuriel.

Syphilide papuleuse du tronc le 11 septembre.

Exeat, guéri le 19 octobre.

Observation XLVI.

L... N..., garçon de café, 19 ans; salle 8, lit n° 2.

Entré le 12 septembre.

Érosion chancreuse indurée du fourreau, depuis le 10 août.

Blennorrhagie et chancre mous du limbe, depuis le 22 août.

Pléiade inguinale bilatérale.

Coït, le 20 juillet environ, vingt jours avant l'apparition de l'érosion.

Dernier coït, le 15 août, sept jours avant les chancres mous et la blennorrhagie.

Inoculation de l'érosion du fourreau, négative.

Inoculation des chancres du limbe, positive. — Traitement mercuriel. Pas d'accidents à l'hôpital.

Exeat le 27 septembre.

Observation LXVII.

L... F..., garçon marchand de vins, 23 ans ; salle 8, lit n° 37.

Entré à l'hôpital le 17 octobre.

Deux érosions chancreuse du fourreau depuis un mois.

Trois chancres simples de la muqueuse du prépuce, depuis quinze jours.

Bubon suppuré à gauche, depuis huit jours. Incision le 20 octobre.

Adénopathie indolente à droite.

Roséole papuleuse, lichénoïde, le 29 octobre.

Dernier coït, deux jours avant les chancres simples.

Pas de renseignements précis sur l'incubation de l'érosion.

Inoculation de cette érosion, négative.

Traitement mercuriel. Exeat le 30 novembre.

§ III. — De l'inoculation.

Nous avons pratiqué dans 83 cas l'inoculation du chancre simple au porteur.

Le résultat a été positif 75 fois, et 8 fois négatif.

Sur ces 8 derniers faits, 5 sont relatifs à des chancres âgés de quatre à sept semaines et déjà en voie de réparation; 2 ont trait à des chancres récents, mais ayant présenté une incubation de quinze jours. Nous devons ajouter cependant que les deux malades qui en étaient porteurs n'ont pas été soumis au traitement mercuriel, et qu'ils n'ont présenté aucun accident syphilitique pendant leur séjour à l'hôpital.

Dans 10 cas, en outre, les chancres se sont propagés spontanément; il y a eu auto-inoculation sous nos yeux. Ce fait, on le sait, a la même valeur que l'inoculation artificielle.

Nous avons, de plus, tenté l'inoculation du pus de 5 bubons; 3 fois nous avons obtenu la pustule caractéristique, et dans les 2 autres cas le résultat a été négatif. Ces deux bubons, du reste, étaient âgés l'un de trois semaines, et les chancres correspondants de deux mois; l'autre de six semaines, et les chancres de deux mois également.

Dans un des 3 cas à inoculation positive, nous avons d'abord inoculé les chancres, et le résultat a été positif; puis le pus du bubon, au moment même de l'incision, avec résultat positif également ; enfin le même pus après filtration, avec résultat négatif.

Dans toutes nos inoculations, nous avons pris les précautions déjà indiquées, et la vésico-pustule caractéristique s'est montrée dès le lendemain.

§ IV. — Du traitement.

Le traitement de nos chancres simples a été des plus faciles. Toutes les fois que la cautérisation a pu être pratiquée sans inconvénient, elle a été faite immédiatement avec une poudre composée (chlorure de zinc et poudre inerte) mise en pâte molle au moment de l'usage à l'aide de l'alcool.

Dans les cas où les chancres n'ont pu être tués sur place, ils ont été traités simplement pour des lotions d'eau chlorurée.

Quant aux adénites, on leur a appliqué le traitement par les vésicatoires volants et les badigeonnages à la teinture d'iode.

Lorsque la suppuration n'a pu être évitée, le pus a été évacué complétement à l'aide d'une simple ponction, puis immédiatement on a poussé dans la cavité une injection de teinture d'iode pure. Par ce moyen, la guérison a été obtenue en quelques jours dans l'immense majorité des cas. Nous n'avons en effet observé que 4 chancres ganglionnaires sur 68 bubons suppurés.

§ V. — Du siége du chancre simple.

Les chancres simples dont nous avons eu occasion de parler jusqu'ici étaient situés sur les parties génitales.

Mais nous devons ajouter que nous avons observé deux cas de chancres simples de la face dorsale des doigts produits par auto-inoculation;

Puis une ulcération de la face interne de la lèvre inférieure à caractères assez peu tranchés pour que les avis touchant sa nature aient été très-partagés.

Nous exposerons ce fait tel que nous l'avons observé et sans nous prononcer, laissant à de plus autorisés le soin de faire de cette ulcération ou bien un chancre simple céphalique, ou bien une stomatite ulcéro-membraneuse.

Observation XLVIII.

T... (J.), ébéniste, âgé de 38 ans, entré à l'hôpital du Midi, le 1er août 1865, salle 8, lit n° 29.

Le 12 juillet, étant au bain froid, dans un endroit défendu, T... est poursuivi par les municipaux et fuit devant eux à la nage pendant deux heures. A sa sortie de l'eau, il éprouve une fatigue extrême et de violentes douleurs lombaires.

Le lendemain, il se présente à la consultation de l'hôpital Saint-Antoine, puis il garde le lit pendant quatorze jours, ne recevant chez lui que sa maîtresse.

Le 28 juillet, il sort pour la première fois. Dans la nuit de ce jour, il éprouve une douleur cuisante à la lèvre inférieure. A son lever, il constate sur la face cutanée et sur la face muqueuse de cette lèvre de petits boutons jaunâtres. Dès le lendemain, ces boutons sont remplacés par des ulcérations croûteuses.

Craignant alors une affection vénérienne, quoique sa maîtresse, dit-il, soit parfaitement saine, il se présente à l'hôpital du Midi le 1er août.

Etat à l'entrée. — État général parfait, appétit excellent, mais mastication gênée par la douleur due au contact des aliments avec la lèvre inférieure. Cette lèvre est légèrement tuméfiée, molle, pâteuse, sans trace d'induration; muqueuse rouge foncé, bleuâtre, luisante. A la partie médiane et en bas, près du sillon gingivo-labial, ulcération avec les caractères suivants : arrondie, de 1 centimètre de diamètre, profonde, anfractueuse; bords décollés, saillants et frangés, d'un rouge foncé, tranchant sur la coloration des parties voisines. Un lambeau de muqueuse est en grande partie détaché; il n'adhère plus qu'en bas, au niveau du sillon. Ce lambeau de muqueuse est accolé, sans adhérences, à la gencive inférieure; il est ulcéré sur la partie qui correspond à l'ulcération de la lèvre, de sorte qu'au premier abord la gencive elle-même paraît ulcérée; mais il n'en est rien, et l'on rabat facilement le lambeau sur l'ulcération labiale, comme on le ferait d'un couvercle. Le fond de l'ulcération est anfractueux et tapissé, dans toute son étendue, par une fausse membrane blanche, adhérente et très-résistante. Cette fausse membrane est baignée par une salive visqueuse, grisâtre, très-abondante. Base souple non indurée.

Sur la face cutanée de la lèvre inférieure on voit, au milieu des poils de la barbe, deux petites ulcérations croûteuses. Les gencives sont pâles, non tuméfiées, non ulcérées; elles offrent au collet des dents un enduit gris jaunâtre. Dents bonnes, mais noires comme celles des fumeurs.

Rien dans les autres parties de la bouche et du pharynx.

A la région sus-hyoïdienne, sur la ligne médiane, on sent un ganglion sous-maxillaire, volumineux comme un gros œuf de pigeon, tendu, élastique et douloureux à la pression. Salivation peu abondante, plus pourtant que d'habitude; salive épaisse, filante, haleine non fétide.

Pas de douleur spontanée, mais seulement dans la mastication.

Ce malade fume beaucoup. Il fait remonter les derniers rapports sexuels au 10 juillet.

Le 2 août. Inoculation sur l'abdomen. La surface de l'ulcération est grattée avec une épingle neuve que nous piquons ensuite dans la peau.

Le 3, même état. — Gargarisme à l'acide chlorhydrique.

L'inoculation présente un petit point rouge acuminé.

Le 5. La fausse membrane a disparu; l'ulcération

est comblée par un détritus jaunâtre; inoculation nettement pustuleuse.

Le 7. Les bords de l'ulcération se sont affaissés; elle est moins profonde, mais elle paraît plus large.

Le malade a détaché les croûtes de la barbe; on y voit maintenant deux petites ulcérations, assez profondes, arrondies, à bords taillés à pic, à fond grisâtre.

L'enduit qui entourait les dents a disparu; celles-ci se nettoient; le malade n'a pas fumé depuis son entrée.

L'inoculation forme une pustule blanc jaunâtre de la grosseur d'un pois.

La mastication est peu douloureuse. On remplace l'acide chlorhydrique par un gargarisme et une potion au chlorate de potasse.

Le 9, même état, même traitement; appétit violent. — 6 portions.

Le 12. La réparation a commencé; elle se fait de la périphérie au centre. Le fond des ulcérations est net, le détritus jaunâtre a disparu. Plus de salivation, plus de douleur.

Le 14. La surface de l'ulcération de la muqueuse a diminué de moitié; le lambeau accolé à la gencive a disparu en partie.

Les ulcérations cutanées sont en voie de cicatrisation.

Pustule d'inoculation stationnaire.

Le 17. La réparation marche; le lambeau a été éliminé; la pustule d'inoculation s'est flétrie; elle laisse à sa place un petit noyau dur.

Le ganglion sous-maxillaire a diminué de volume ; il est indolent.

Le 19. Toutes les ulcérations sont cicatrisées ; les gencives et les dents sont en bon état ; le ganglion présente encore une légère augmentation de volume. On cesse le traitement.

Le 21 août, exeat, guéri. Le malade promet de revenir s'il lui survient quelque accident ; nous ne l'avons pas revu depuis.

De quelle nature étaient ces ulcérations ?

Il ne nous appartient pas de nous prononcer, mais nous résumerons les faits en quelques mots :

Ces ulcérations ont débuté par une pustule. Elles sont nées seize jours après une fatigue extrême, le jour même où le malade est sorti de sa chambre, après quinze jours de séjour au lit, et dix-huit jours après les derniers rapports sexuels.

Le pus a donné une réinoculation positive qui ne s'est flétrie que le quinzième jour.

Les ulcérations ont été accompagnées d'une adénité douloureuse.

Il n'y a eu ni symptômes généraux, ni fétidité de l'haleine.

Nous devons ajouter que nous croyons peu aux renseignements donnés par le malade touchant les relations sexuelles ; il a toujours paru embarrassé par nos questions, et nous a constamment refusé de nous laisser examiner ou seulement interroger sa maîtresse.

D'autre part, nous rappellerons que le pus de la stomatite ulcéro-membraneuse a donné dans plusieurs cas des inoculations positives. On peut consulter à cet égard le *Traité de la stomatite ulcéreuse* de M. le Dr Bergeron, médecin de l'hôpital Sainte-Eugénie.

Du reste, la rapidité merveilleuse avec laquelle tous les symptômes ont disparu sous l'influence du chlorate de potasse ne plaiderait-elle pas en faveur de la stomatite ?...

CHAPITRE III.

BLENNORRHAGIE ET ÉPIDIDYMITE.

§ Ier. — BLENNORRHAGIE.

Nous avons observé durant notre séjour à l'hôpital du Midi 289 blennorrhagies virulentes contractées dans le coït, et nous n'avons rencontré aucune uréthrite simple non contagieuse.

Dans 52 cas nous avons pu noter la durée de l'incubation, c'est-à-dire le temps variable pendant lequel après un coït impur, ainsi que l'a dit M. Cullerier : « L'urèthre reste tel que rien ne fait soupçonner l'existence de la maladie, qui cependant existe.

Ce temps a varié pour nous entre deux et vingt et un jours. Dans nos 52 cas, en effet, l'écoulement s'est montré :

De 2 à 5	jours	après le coït	.... 23 fois.
6 à 8	—	—	.... 25 »
10 à 21	—	—	.... 4 »

Donc, 48 fois dans les huit premiers jours qui ont suivi le coït, et 4 fois seulement au delà de ce terme.

Dans 5 cas, pour éclairer un diagnostic douteux, l'inoculation de l'écoulement uréthral a été tenté ; 5 fois le résultat a été négatif.

Est-ce à dire pour cela que ces cinq malades n'étaient pas atteints d'un chancre infectant du canal? Non, assurément.

On sait en effet que cet accident, de même que la blennorrhagie, n'est pas réinoculable au porteur, et que l'inoculation positive d'un écoulement de l'urèthre indique toujours l'existence d'un chancre simple.

Au point de vue de leurs symptômes, nos 289 blennorrhagies peuvent être classées comme il suit :

Blennorrhagies simples	....	80
—	avec complications diverses.	209

Le chiffre minime de 80 blennorrhagies simples peut étonner tout d'abord; mais il faut bien savoir que les malades atteints d'un écoulement sans complications ou sans coïncidence avec quelque autre affection ne sont admis que très-exceptionnellement à l'hôpital du Midi, et qu'ils doivent habituellement se traiter au dehors, en venant aux consultations.

Aussi voyons-nous ce chiffre de 80 blennorrhagies simples se décomposer comme il suit :

Blennorrh.	entièrement simples	....	32
—	coïncidant avec un paraphimosis	.....	6
—	—	avec une écorch. du prépuce.	2
—	—	avec des chancres simples...	17
—	—	avec un chancre infectant...	19
—	—	avec accidents syphilitiques.	4

Ces coïncidences de blennorrhagie et de chancres

simples ou infectants nous ont fourni d'excellents renseignements lors de l'étude de l'incubation de ces accidents; nous n'y reviendrons pas.

Nous terminerons en ajoutant quelques mots sur le traitement.

Nous ne pouvons considérer sous ce point de vue *que les* **32** *blennorrhagies simples;* dans les autres cas, en effet, l'association du traitement de la blennorrhagie avec celui de la coïncidence ou de la complication a pu exercer sur les résultats une influence plus ou moins profonde.

Le traitement a été établi d'après la méthode suivante :

Pendant la période d'acuité :

Tisane de bourgeons de sapin, additionnée de sirop de térébenthine, 15 grammes par litre.

Bain tiède tous les deux jours.

Pendant la période subaiguë :

Cubèbe à doses croissantes, depuis 12 grammes jusqu'à 40 et 60 grammes par jour.

Ou bien : baume de copahu, 15 grammes par jour, sous forme d'émulsion, à prendre en deux fois, matin et soir.

Comme adjuvant, dans les cas rebelles, on a prescrit :

Deux injections par jour avec tannin, laudanum et sous-nitrate de bismuth.

Nous présenterons sous forme de tableau, pour

plus de brièveté, les résultats donnés par le traitement :

PÉRIODE AIGUE.	PÉRIODE SUBAIGUE.			DURÉE TOTALE
Traitement émollient.	Traitement par le cubèbe.	Traitement par le copahu.	Traitement par les injections.	de la maladie.
37 jours.	»	»	»	37 jours.
30 —	»	»	»	10 —
8 —	»	»	»	8 —
20 —	»	»	»	20 —
13 —	»	»	»	13 —
5 —	»	»	»	5 —
18 —	7 jours.	»	»	25 —
17 —	4 —	»	»	21 —
23 —	6 —	»	»	29 —
26 —	15 —	»	»	41 —
11 —	37 —	»	»	48 —
17 —	18 —	»	»	35 —
43 —	8 —	»	»	51 —
11 —	20 —	»	»	31 —
25 —	86 —	»	»	111 —
10 —	12 —	»	»	22 —
22 —	10 —	»	»	32 —
12 —	12 —	»	»	24 —
15 —	13 —	»	»	28 —
9 —	21 —	»	»	30 —
15 —	26 —	»	»	41 —
10 —	13 —	»	»	23 —
42 —	16 —	»	»	58 —
20 —	26 —	»	»	46 —
12 —	9 —	»	»	21 —
12 —	5 —	»	»	17 —
10 —		45 jours.	»	55 —
27 —		9 —	»	36 —
45 —	45 —		15 jours.	105 —
16 —	17 —		42 —	75 —
10 —			10 —	20 —

Le trente deuxième malade a été traité par les émollients pendant vingt-quatre jours, puis pendant dix jours par l'essence de santal à la dose de 40 gouttes par jour. L'écoulement a présenté une durée totale de trente-quatre jours.

La durée ordinaire des blennorrhagies simples traitées dans le service auquel nous étions attaché a donc été de trois, quatre, cinq et six semaines. La durée la plus longue a été de cent onze jours chez un malade présentant un hypospadias.

Nous avons dit plus haut que 209 blennorrhagies avaient présenté des complications diverses. Celles-ci ont été par ordre de fréquence :

Épididymite	172
Œdème du prépuce et phimosis	10
Adénite	9
Phlegmon et abcès du fourreau	6
Cystite	5
Rhumatisme, dont 1 seul blennorrhagique	4
Prostatite	2
Ophthalmie	1

Nous nous occuperons seulement de l'épididymite.

§ II. — Épididymite.

Nous avons pu observer, avons-nous dit, 172 malades atteints d'épididymites. Ces affections, au point de vue de leur siége, peuvent être divisées comme il suit :

Épididymites du côté gauche	82
— du côté droit	76
— doubles	14

La prédominance du côté gauche sur le droit est donc exprimée seulement par le nombre 6.

Toutes ces épididymites avaient pour cause première un écoulement blennorrhagique ; mais nous devons ajouter qu'en dehors de celles-ci nous avons avons observé trois épididymites traumatiques et trois orchites tuberculeuses.

La complication s'est montrée presque constamment dans les cinq premières semaines, et en particulier dans la deuxième et la troisième.

En effet, l'épididymite s'est développée :

	A GAUCHE	A DROITE.	TOTAUX.
Le même jour que l'écoulement.	1 fois.	2 fois.	3
Dans la 1re semaine.	12 »	9 »	21
» la 2e —	18 »	14 »	32
» la 3e —	15 »	1 »	26
» la 4e —	8 »	14 »	22
» la 5e —	12 »	11 »	23
» la 6e —	8 »	4 »	12
» la 7e —	1 »	3 »	4
» la 8e —	6 »	8 »	14
» la 10e —	1 »	1 »	2

Sur les 14 épididymites doubles, les deux côtés se sont pris simultanément trois fois.

Le côté droit a été atteint le premier trois fois, et dans ces 3 cas le testicule gauche s'est pris six, trois et quinze jours après le droit.

L'épididymite double a débuté à gauche huit fois, et dans ces huit cas le testicule droit a été atteint à son tour deux, trois, quatre, six, quinze, vingt, trente, soixante jours après le gauche.

Nos 172 épididymites ont été traitées d'abord par les émissions sanguines, les purgatifs, les cataplasmes, le repos au lit ; puis, une fois la période d'acuité apaisée par les badigeonnages, avec le collodion térébenthiné, en même temps que le traitement habituel de l'écoulement était appliqué.

La durée de la maladie, dans les 172 cas, a été en moyenne de vingt-trois jours pour 102 cas traités pendant les six premiers mois de l'année sans que l'état du canal déférent ait été noté.

Sur 56 malades observés dans les quatre mois qui ont suivi, 37 ont présenté l'induration du canal déférent, tandis que chez les 13 autres la maladie n'a pas dépassé l'épididyme.

La durée moyenne chez les premiers a été de vingt-quatre jours, et pour les derniers de dix-huit jours.

Enfin les 14 épididymites doubles ont présenté une durée moyenne de trente jours.

TABLE DES MATIÈRES

Pages

Introduction.. 5

Chapitre Ier. — *De la maladie syphilitique*.......... 7
§ Ier. — Induration.................................... 9
§ II. — État des ganglions............................ 39
§ III. — De l'incubation.............................. 40
§ IV. — De l'inoculation.............................. 47
§ V. — Des accidents syphilitiques................... 49
§ VI. — Du traitement................................. 50

Chapitre II. — *Du chuncre simple et de ses complications*... 52
§ Ier. — État des ganglions........................... 54
§ II. — De l'incubation............................... 54
§ III. — De l'inoculation............................. 59
§ IV. — Du traitement................................ 60
§ V. — Du siége du chancre simple..................... 61

Chapitre III. — *Blennorrhagie et épididymite*........ 67
§ Ier. — Blennorrhagie................................ 67
§ II. — Épididymite.................................. 71

A. Parent, imprimeur de la Faculté de Médecine, rue Mr-le-Prince, 31.